Lizbeth Olguín García

Porta de TC em doentes com DCV

Lizbeth Olguín García

Porta de TC em doentes com DCV

Tempo médio de porta de TC em doentes com um diagnóstico clínico de DCV

ScienciaScripts

Imprint
Any brand names and product names mentioned in this book are subject to trademark, brand or patent protection and are trademarks or registered trademarks of their respective holders. The use of brand names, product names, common names, trade names, product descriptions etc. even without a particular marking in this work is in no way to be construed to mean that such names may be regarded as unrestricted in respect of trademark and brand protection legislation and could thus be used by anyone.

Cover image: www.ingimage.com

This book is a translation from the original published under ISBN 978-613-9-40637-1.

Publisher:
Sciencia Scripts
is a trademark of
Dodo Books Indian Ocean Ltd. and OmniScriptum S.R.L publishing group

120 High Road, East Finchley, London, N2 9ED, United Kingdom
Str. Armeneasca 28/1, office 1, Chisinau MD-2012, Republic of Moldova, Europe
Managing Directors: Ieva Konstantinova, Victoria Ursu
info@omniscriptum.com

Printed at: see last page
ISBN: 978-620-8-50897-5

ÍNDICE

DEDICAÇÃO

À minha mãe, pelo seu amor infinito e apoio incondicional. À minha filha Ellis, por ser a inspiração e a motivação dos meus dias.

AGRADECIMENTOS

Ao meu orientador para este conteúdo, Dr. Rigoberto Martínez Parroquin, Dr. Leoncio Miguel Rodríguez Guzmán e Dra. Ilsia Vinalay Carrillo por me terem sempre instruído e motivado para esta investigação.

TEMPO MÉDIO DE PORTA DA TC EM DOENTES COM DIAGNÓSTICO CLÍNICO DE DCV

RESUMO

Introdução: *O evento vascular cerebral (EVC) é a segunda maior causa de morte em todo o mundo, onde dois terços são de origem isquémica, causando incapacidade, por isso, algumas instituições de saúde têm feito propostas para estabelecer um diagnóstico e tratamento atempado.* ***Objetivos:*** *Descrever a adesão ao Protocolo de Atendimento Integral-Código do Cérebro (PAI código do cérebro) em uma unidade de atendimento de segundo nível.* ***Métodos:*** *Foi realizado um estudo transversal e descritivo num hospital de segundo nível em Minatitlán, Veracruz. Foram incluídos 30 pacientes com diagnóstico clínico de ECV e mensuradas as seguintes variáveis: idade, sexo, tipos de ECV, comorbidades, tempo para o estudo tomográfico e tempo no processo de atendimento, bem como o acompanhamento do paciente nos primeiros 7 dias do evento.* ***Resultados:*** *A média de idade foi de 66,2 ±, 15,6 (28 - 91) anos. A maioria dos casos era do sexo masculino (63,3%). O tempo médio de avaliação médica e de enfermagem foi de 0,84±, 0,78 (0,10 - 3) horas e o tempo de porta teve uma média de 39,04 ± 41,01 (2 - 192) horas.* ***Conclusão:*** *100% dos pacientes não cumpriram o tempo estabelecido pelo Código do Cérebro do PAI.*

Palavras-chave*: Enfarte cerebral; hemorragia cerebral; hipertensão essencial; isquémia cerebral*

INTRODUÇÃO

O ECV caracteriza-se por uma disfunção neurológica aguda que pode durar mais de 24 horas e levar à morte. Existem dois tipos principais de ECV em função da etiologia: o isquémico, que resulta da oclusão do vaso sanguíneo para ou dentro do cérebro devido à formação de trombos ou êmbolos, e o hemorrágico, que resulta da rutura de uma artéria no interior (hemorragia intracerebral) ou na superfície (hemorragia subaracnoideia) do cérebro (López Tapia et al., 2022).
A nível mundial, é a segunda causa de morte e a principal causa de incapacidade em adultos, com uma incidência de 190 casos por 100 000 habitantes por ano, dos quais 44% têm uma dependência funcional e 90% ficam com sequelas. Nas estatísticas do INEGI para 2019, foram registadas 35 303 mortes e, até 2030, espera-se um aumento de 44% e uma incapacidade de 200 milhões de indivíduos. No Instituto Mexicano de Segurança Social (IMSS), foi classificada como uma das 10 principais doenças crónicas (PAI Código cerebro, 2022).

Existem factores de risco associados à ECV, tanto não modificáveis (idade, sexo e factores genéticos) como modificáveis (hipertensão arterial sistémica, obesidade, aumento da apolipoproteína B, dislipidemia, tabagismo, diabetes mellitus). A obesidade e a hipertensão arterial são as mais prevalentes (García González et al., 2022), com uma maior distribuição nos homens (Choreño Parra et al., 2019).

Os sintomas associados à SBS estão relacionados com fraqueza motora de início súbito, que pode ou não ser transitória, num ou mais segmentos do corpo (face, braço, mão, perna), disfasia de início súbito com perda sensorial em 2 ou mais segmentos do corpo, hemianopsia ou quadrantanopsia de início súbito com perda visual transitória numa parte do campo visual (hemianopsia homónima ou quadrantanopsia), perda de visão monocular de início súbito com perda visual monocular transitória, bem como vertigens, diplopia, disartria e ataxia (Tuna e Rothwell, 2021).

O diagnóstico clínico inicial é efectuado nas unidades de primeiro nível ou nas áreas de triagem dos serviços de urgência Calero Moscoso, 2023). Nestas últimas áreas, algumas instituições aplicam escalas de prognóstico como a escala de Cincinnati, que estima uma probabilidade de 89% de ECV; a percentagem de prognóstico diminui de acordo com as caraterísticas clínicas encontradas, por exemplo, se for encontrado apenas um sinal, a probabilidade diminui para 72% (Mohamed et al., 2022). Outra escala para avaliar o défice neurológico é a conhecida NIHSS (National Institute of Health Stroke Scale), que é utilizada para determinar o tratamento mais adequado, prever o resultado e o prognóstico a curto e longo prazo (Ali Khan et al., 2022).

O diagnóstico por imagem através de tomografia simples de crânio é considerado o estudo imagiológico de eleição para a ECV (Edzie et al, 2021), indicado nos primeiros 25 minutos após o início dos sintomas, com uma sensibilidade nas primeiras 6 horas de 39% e uma especificidade de 94% (PAI Brain Code, 2022), na identificação de alterações isquémicas cerebrais, a escala tomográfica ASPECTS é aplicada para prever o prognóstico funcional e o risco de hemorragia cerebral em doentes com ECV isquémico ou para determinar se se trata de ECV hemorrágico ou de tecido cerebral normal; é constituída por 10 pontos, e cada região com alterações isquémicas equivale a 1 ponto (Phipps e Cronin, 2020), uma pontuação superior a 8 pontos é considerada óptima para a terapia fibrinolítica, uma pontuação igual ou inferior a 7 pontos exclui a fibrinólise (PAI Brain Code, 2022).

A nível mundial, existem processos de melhoria para o diagnóstico e tratamento precoces, como o programa PAI Brain Code. O objetivo deste programa é O objetivo deste programa é uniformizar as acções do pessoal médico do primeiro, segundo e terceiro níveis de cuidados na gestão das pessoas com ECV. Um dos seus indicadores é o tratamento atempado com base em terapêutica fibrinolítica intravenosa nos primeiros 60 minutos após a admissão no serviço de urgência, a prevenção e o tratamento das complicações nas primeiras 24 a 72 horas de ECV, a implementação de uma reabilitação precoce a partir das primeiras 48 horas e, a longo prazo, a estratificação do risco de recorrência do ECV antes da alta, tudo isto contribui para reduzir a morbilidade e a mortalidade e para alcançar o bem-estar dos beneficiários; Está demonstrado que os doentes internados numa unidade hospitalar com uma equipa multidisciplinar especializada em SBV têm dias de internamento mais curtos, melhor prognóstico e dependência física do que as unidades que não o fazem (PAI Brain Code, 2022).

Uma vez que existem poucos estudos actualizados sobre o cumprimento dos indicadores do código do cérebro, o objetivo do presente estudo foi descrever o comportamento destes indicadores numa unidade de cuidados de saúde de segundo nível.

QUADRO TEÓRICO

O evento vascular cerebral deve-se a perturbações que comprometem a vasculatura cerebral e produzem uma diminuição do fluxo sanguíneo cerebral, resultando em lesões cerebrais, que podem ser transitórias ou permanentes, e podem ocorrer de forma generalizada ou focal, sem outra causa aparente que não a origem vascular. Pode ainda ser subdividido em Evento vascular estabelecido, em que o défice neurológico persiste e dura mais de três semanas desde o seu início, deixando o doente com sequelas neurológicas, Evento vascular estável: o défice neurológico persiste inalterado durante 24 horas (nos casos de origem carotídea) ou 72 horas (nos casos de origem vertebrobasilar), evoluindo depois para um défice neurológico reversível ou para um evento vascular estabelecido, e para um evento vascular evolutivo: o défice neurológico aumenta e o quadro agrava-se ou surgem novos sintomas no espaço de 24 a 48 horas (López Tapia et al, 2022). Os factores associados ao evento vascular hemorrágico são os seguintes Hipertensão arterial não controlada, tratamento excessivo com anticoagulantes, aneurismas e malformações arteriovenosas, traumatismo, angiopatia amiloide cerebral, evento vascular isquémico com conversão hemorrágica. Na maioria das vezes, são divididos em dois grupos de acordo com o mecanismo, geralmente isquémico ou hemorrágico: Isquémico (85% dos casos): Trombótico: Enfarte lacunar: oclusão de pequenos vasos cerebrais que ocluem o fornecimento de sangue a um pequeno volume de tecido cerebral, Infarto de um grande vaso sanguíneo. Embolia: Cardioembólica: a embolia provém do coração, frequentemente da aurícula esquerda, Artéria-artéria, Criptogénica: oclusão de um vaso intracraniano sem causa aparente - Hemorrágica: Intraparenquimatosa, Subdural, Epidural, Subaracnóidea (López Tapia et al, 2022).A circulação cerebral é fornecida pelas artérias carótidas (que fornecem cerca de 80% da perfusão cerebral total) e pelas artérias vertebrais. A artéria carótida comum direita emerge do tronco braquiocefálico, o primeiro ramo do arco aórtico, enquanto a artéria carótida comum esquerda é um ramo direto do arco. No pescoço, divide-se nas carótidas interna e externa, terminando o seu trajeto medial no processo clinoide anterior, onde se divide em 3 ramos importantes para a circulação cerebral: artéria cerebral comunicante anterior, média e posterior, formando assim a circulação anterior. Entre 0,5 e 3% dos acidentes vasculares cerebrais isquémicos ocorrem no território da artéria cerebral anterior, 5 a 10% no da artéria cerebral posterior e 50-80% ocorrem no território da artéria cerebral média (Pineda e Tolosa, 2022).

A artéria cerebral média é a artéria mais comum envolvida no AVC agudo. Estes vasos fornecem o fornecimento de sangue a partes dos lobos frontal, temporal e parietal do cérebro, bem como a estruturas mais profundas, incluindo o caudado, a cápsula interna e o tálamo (Nogles e Galuska, 2022).

Após um acidente vascular cerebral isquémico agudo, o processo inflamatório evolui em três fases: A fase aguda, nas primeiras horas após o início do AVC, durante a qual a microglia/macrófagos eliminam as células necróticas e foi descrito um primeiro influxo de leucócitos, principalmente neutrófilos. A fase subaguda durante os primeiros dias após o insulto isquémico, associada a uma resolução do processo inflamatório e a fase tardia, na qual as células inflamatórias contribuem para os processos reparadores astrocíticos e microgliais (Jurcau e Simion, 2021). Os sintomas esperados num paciente com um evento vascular cerebral são: Fraqueza motora súbita e transitória em um ou mais segmentos do cérebro. corpo (face, braço, mão, perna). Disfasia de início com perda sensorial em dois ou mais segmentos do corpo (face, braço, mão ou perna). Hemianopsia ou quadrantanopsia de início súbito com perda visual transitória em parte do campo visual (hemianopsia homónima ou quadrantanopsia). Perda de visão monocular de início súbito com perda visual monocular transitória. Vertigem, diplopia, disartria e ataxia (Tuna e Rothwell, 2021). A tomografia simples do crânio é o estudo imagiológico de eleição para os eventos vasculares cerebrais, capaz de diagnosticar com precisão e distinguir entre AVC isquémico e hemorrágico. A fase aguda e crónica que se pode desenvolver após uma sequência de AVC é claramente definida pela TC, apesar das muitas melhorias na tecnologia da RM, e é a mais utilizada para avaliação devido à sua rápida aquisição de imagens e disponibilidade na maioria das práticas radiológicas (Edzie et al, 2021).

A sua sensibilidade à hemorragia, a sua rápida aquisição e a sua grande disponibilidade fazem dela o primeiro estudo ideal. A angiografia por tomografia computorizada, o estudo de seguimento mais comum após a TC sem contraste da cabeça, é utilizada principalmente para identificar oclusões de grandes vasos intracranianos e doença da artéria carótida cervical ou vertebral. A angiografia por TC é muito sensível e pode melhorar a precisão da seleção de doentes para terapia endovascular através da delineação de núcleos isquémicos. A ressonância magnética e a angiografia por ressonância magnética podem fornecer informações valiosas sobre o prognóstico e a etiologia do AVC (Czap e Sheth, 2021). A área dos gânglios basais, que se encontra sob o território da artéria cerebral média, é a localização anatómica mais comum dos eventos de AVC no nosso meio, seguida do lobo parietal e depois do lobo frontal. O conhecimento das localizações anatómicas destes acidentes vasculares cerebrais tem um impacto no tipo de tratamento necessário, especialmente no início destes eventos. Os homens sofrem significativamente mais AVCs nos gânglios basais, enquanto os AVCs localizados na ponte foram mais frequentemente observados em mulheres (Hadijat et al, 2020).

Existem duas terapias principais para o AVC isquémico: a trombólise e a trombectomia. No entanto, as suas aplicações na prática clínica são ainda muito limitadas devido à curta janela de tratamento (Bao et al, 2022). Os fármacos fibrinolíticos, anticoagulantes e antiplaquetários são as três principais opções para combater as doenças trombóticas, actuando através da respectiva remoção da rede de fibrina, inibição da cascata de coagulação e ativação plaquetária (Xu et al, 2021).O ativador do plasminogénio tecidular (rTPA) é um fármaco intravenoso que actua potenciando a conversão do plasminogénio inativo em plasmina ativa, que, por sua vez, provoca a lise dos coágulos de fibrina com o objetivo de restaurar a perfusão sanguínea cerebral (Coronel et al, 2020).

Indicações Contra-indicações absolutas Contra-indicações relativas

- Mais de 18 anos de idade
- Diagnóstico da insuficiência cardíaca que causa o défice neurológico
- Início dos sintomas em menos de 4,5 horas
- Assinatura do consentimento informado
- A TAC mostra um enfarte multilobar (hipodensidade > hemisfério cerebral).
- Traumatismo craniano ou BSS nos últimos 3 meses
- Cirurgia craniana ou espinal nos 3 meses anteriores
- Sintomas sugestivos de hemorragia subaracnoideia
- Convulsão no início e suspeita de défice residual
- Sintomas ligeiros e isolados (NIHSS* inferior a 4
- Pressão arterial sistólica > 185 mmHg e diastólica

>110 mmHg persistente

- História de hemorragia cerebral anterior
- Evidência de hemorragia ativa ou trauma ativo no exame físico
- A tomar anticoagulantes orais com INR superior a 1.
- Se utilizou heparina nas 48 horas anteriores, TTP anormal
- Plaquetas inferiores a 100 000/mm3

- Glicose inferior a 50 mg/dL e superior a 400 mg/dL

- Punção arterial em local não compressivo nos sete dias anteriores

- Utilização de inibidores do fator Xa nas últimas 4 horas

- No enfarte do miocárdio moderado, os sintomas desaparecem espontaneamente.

- Cirurgia de grande porte 14 dias antes

- Enfarte agudo do miocárdio 3 meses antes

– Gravidez

- Hemorragia gastrointestinal ou urinária nos últimos 21 dias

- Traumatismo craniano grave nos últimos 14 dias

- Suspeita de dissecção arterial

- Suspeita de endocardite

- Neoplasia intracraniana maligna, malformação bacteriana da arte aneurisma venoso ou cerebral

– Pancreatite aguda

- Idade superior a 80 anos

- Escala NIHSS superior a 25

Terapia endovascular (EVT)

Indicações

-Menos de 6 horas de evolução

- Mais de 18 anos de idade

- Escala NIHSS superior a 6 pontos (moderada a grave)

- Escala de Rankin pré-CSE inferior a 2 (estado funcional adequado antes da CSE).

- Escala ASPECT superior a 6 (enfarte moderado por imagem)

- Oclusão da artéria proximal demonstrada por angio-tomografia ou angiografia por angio-ressonância

TERAPIA FIBRINOLÍTICA

Tabela 1. Indicações e contra-indicações para a terapia fibrinolítica.

Fármac

o Ácido acetilsalicílico ácido li-cílico

	Início 24 horas após o BSS	Suspender 7 dias antes do programa de cirurgia da	80 a 325 mg/dia	Hipersensibilidade ao medicamento, úlcera péptica ativa ou gastrite, hipoprotrombinemia.	Tempo de hemorragia prolongado, zumbido, perda de audição, náuseas, vómitos, hemorragia gastrointestinal, hepatite, equimose, erupção cutânea, asma, reacções de hipersensibilidade
	Início 24 horas após o BSS	Interromper 7 dias antes do programa do dia da cirurgia	Dose de carga de 150 mg, contínua ou 75 mg a cada 24 horas	Hipersensibilidade ao medicamento, hemorragia ativa e insuficiência hepática.	Diarreia, hemorragia gastrointestinal, trombocitopenia
	3-4 dias até INR ótimo.	Depende do controlo do INR no intervalo.	Começar do 4° ao 7° dia em cardio EVC	Hipersensibilidade ao medicamento, lactação, tuberculose, hemorragia ativa.	Aumento das transaminases séricas, hemorragia. Início da ação Duração do efeito Dosagem Contra-indicaçõesEfeitos adversos Clopido-grel Aceno- cumarina

mbólico .INR objetivo 2,5-3,5				
Em	24 horas.	20 mg	Hipersensibilidade a	Hepatopatia, aumento
24 horas		oral	medicamento e doentes	DHL e fosfatase alcalina,
		cada	com hemorragia	tonturas, dores de cabeça, síncope,
		24 horas	ativo, clinicamente	insuficiência renal, prurido,
		no BSS	significativos, tais como	erupção cutânea, urticária,
		cardio	hemorragia	hemorragia
		mbólico	intracraniano,	após a intervenção,
		com	hemorragia	hemorragia tubária
		contrair	sistema digestivo,	sistema digestivo e digestivo
		dicação	Insuficiência renal.	reprodutiva, hematúria,
		para		epistaxe
		acenocu		
		marinho.		
1-2	14 horas	40-80	Hipersensibilidade a	Desconforto
horas		mg/dl	droga, gravidez,	gastrointestinal,
			amamentação e	dor de cabeça, mialgia, astenia,
			doença	insónias.
			fígado ativo,	
			insuficiência renal	
			em	
			tratamento	
			substituto	Rivaro- xaban Atorvas -tatina

Fonte: Grupo de Trabalho sobre o Código do Cérebro, 2020

No México, os casos registados de trombólise bem sucedida são apenas 5%. Neste caso de sucesso, a ação adequada no Serviço de Urgência de primeiro contacto teve um impacto positivo no prognóstico do doente, uma vez que o diagnóstico atempado e a administração de rTPA (ativador do plasminogénio tecidular) evitaram sequelas importantes e conseguiram uma melhor qualidade de vida, que é diminuída em até 70% dos doentes que sofrem um evento vascular cerebral (Romero et al, 2018). A trombectomia mecânica demonstrou estar associada a melhores resultados funcionais para pacientes com AVC isquémico. agudo com circulação anterior proximal, oclusão de grandes vasos e tecido cerebral salvável (Almallouhi et al, 2021).As hemorragias cerebrais têm várias causas, como traumatismo cranioencefálico, hipertensão ou tumores intracranianos. Em geral, dividem-se em cinco tipos de hemorragias, dependendo principalmente da zona onde ocorrem: Hemorragia epidural, Hemorragia subdural, Hemorragia subaracnóidea, Hemorragia intracerebral e Hemorragia intraventricular (Solorio et al, 2021).

O tratamento neurocirúrgico pode ser considerado em doentes com hemorragia intracraniana supratentorial que apresentem deterioração neurológica, coma, desvio significativo da linha média ou pressão intracraniana elevada refractária ao tratamento médico. O objetivo é descomprimir o cérebro e reduzir o impacto do efeito de massa, do edema maligno e dos subprodutos tóxicos do sangue (Man et al, 2021).

A avaliação inicial de um doente com indícios de alteração neurológica deve ser efectuada no primeiro contacto, na área de triagem, onde se realiza o processo de avaliação clínica preliminar, que permite hierarquizar e classificar a necessidade de atenção médica do doente, com cinco classes (cores) de doentes de acordo com a gravidade do motivo da atenção médica: reanimação, emergência, urgência, pequena urgência e sem urgência. A prioridade é dada às emergências reais ou verdadeiras. Tempo de porta de agulha: o tempo decorrido entre o início dos sintomas de um evento vascular cerebral e o início da terapia fibrinolítica (Phipps e Cronin, 2020).

O acidente vascular cerebral isquémico agudo e a hemorragia intracerebral não podem ser distinguidos clinicamente e a terapêutica trombolítica é eficaz no primeiro caso e prejudicial no segundo. Em todos os doentes com suspeita de um evento vascular isquémico, deve ser realizada uma TAC sem contraste da cabeça para tratamento inicial. A TAC deve ser efectuada no prazo de 20 minutos após a chegada do doente. Se não atrasar a trombólise intravenosa, deve ser efectuada uma imagiologia vascular intracraniana não invasiva em doentes que preencham os critérios para a recuperação endovascular de coágulos. Para as alterações isquémicas precoces na tomografia computorizada, tem sido utilizado o ASPECTS Score; trata-se de uma escala tomográfica semi-quantitativa desenvolvida para otimizar a identificação de alterações isquémicas cerebrais na janela de três horas da trombólise intravenosa com ativador do plasminogénio tecidular recombinante. Permite prever o prognóstico funcional e o risco de hemorragia cerebral. A escala tomográfica ASPECT avalia as alterações isquémicas no território da circulação cerebral anterior, é constituída por 10 pontos, por cada região que apresente alterações isquémicas diminui-se um ponto, quanto maior a pontuação maior o grau de isquémia cerebral (Phipps e Cronin, 2020).

Existem escalas que permitem identificar o doente e encaminhá-lo mais rapidamente para o tratamento correto. A National Institutes of Health Stroke Scale (NIHSS), a Los Angeles Motor Scale (LAMS), a Vision, Aphasia and Neglect (VAN) screening tool tiveram o melhor valor preditivo para a deteção precoce (Phipps e Cronin, 2020).

Outras escalas a serem realizadas à chegada à triagem pré-hospitalar: a escala de AVC de 3 itens (3I-SS), Escala de Gravidade de AVC Pré-hospitalar de Cincinnati, FAST, Escala de Gravidade de AVC Pré-hospitalar de Intervenção de AVC do Texas, Melbourne Ambulance Stroke Screen, Medic Prehospital Assessment for Code Stroke, Ontario Prehospital Stroke Screening, RACE e ROSIER (Teleb et al, 2017). A Cincinnati Prehospital Stroke Scale, com uma pontuação de 3, que avalia a assimetria facial, a descida do braço e o discurso anormal, é uma ferramenta de rastreio fácil e fiável para classificar doentes com

AVC isquémico e oclusão de grandes vasos, sem passar por um centro primário de AVC, sem aumentar significativamente a frequência de mímicas de AVC (Mohamed et al, 2022). A National Institute of Health Stroke Scale (NIHSS) é uma escala de avaliação quantitativa do défice neurológico após acidente vascular cerebral agudo, utilizada para medir a deterioração dos doentes com AVC, determinar os exames e o tratamento mais adequados e prever a evolução do doente; é uma ferramenta de prognóstico a curto e longo prazo (Ali et al, 2022).Escala Motora de Los Angeles (LAMS): pertencente à escala mais preditiva, requerendo a avaliação de apenas três sintomas motores (paresia facial, força do braço e força de preensão), foram considerados os seguintes factores: 1. pontuação da LAMS (pontuação de corte de 4); 2. tempo de início dos sintomas igual ou inferior a 8 h ou presença de AVC 3. aspectos de qualidade de vida, como comorbilidades graves e dependência grave prévia ao AVC (Behnke et al, 2021).

A escala de avaliação da visão, afasia e negligência para o AVC com oclusão de grandes vasos: foi inicialmente testada num pequeno estudo em que os enfermeiros do serviço de urgência (DE) receberam formação para efetuar a avaliação da VAN em doentes com código de AVC (Navalkele et al, 2020). Diagnóstico clínico de enfarte cerebral à chegada à triagem: Reconhecimento dos sintomas e sinais da doença, aplicando a escala de Cincinnati. Se algum dos três sinais clínicos estiver anormal (assimetria facial, abaixamento do braço ou alteração da linguagem), a probabilidade de ECV é de 72%, se os três sinais estiverem alterados a probabilidade aumenta para 89%. Dada a importância do momento do início dos sintomas, recomenda-se o seguinte: Se a hora de início dos sintomas não for clara, começar a contar a partir da última vez que o doente foi observado como normal. Se o doente acordou com sinais ou sintomas, começar a contar a partir da hora a que foi dormir. Se os sintomas forem intermitentes, começar a contar a partir da última vez que começaram.

Questionar de forma orientada sobre os factores de risco cardiovascular e perguntar se há antecedentes de traumatismo ou cirurgia, hemorragia gastrointestinal ou urinária recente ou ativa, ou antecedentes de hemorragia ativa que contra-indiquem a TF. Quando o doente estiver estabilizado, deve ser efectuado um exame geral e neurológico rápido para detetar alterações das funções mentais, dos nervos cranianos, da força muscular, da sensibilidade ou do cerebelo. Os doentes com um estado confusional sem perturbações focais ou que se apresentam com vertigens ou cefaleias isoladas têm uma baixa probabilidade de ECV. Identificar caraterísticas clínicas de mau prognóstico, tais como: coma, desvio do olhar, ausência de resposta verbal e fraqueza grave a meio do corpo, clinicamente indicativas de enfarte extenso. Nestes casos, a TF intravenosa está contra-indicada. É importante fazer o diagnóstico diferencial com história clínica e tomografia, para descartar patologias que simulem infarto cerebral (hemorragia intracraniana, neoplasias do sistema nervoso, hipoglicemia, crises convulsivas, transtornos psiquiátricos, entre outras) (PAI Brain Code, 2022). Diagnóstico por imagem do enfarte cerebral. Uma simples tomografia computorizada do crânio é essencial para excluir um acidente vascular cerebral hemorrágico antes de dar o diagnóstico de enfarte cerebral. A sensibilidade da TC a um doente para o enfarte cerebral nas primeiras 6 horas é de 39% e a especificidade é de 94%, o que permite excluir o diagnóstico de HI. A perfusão por TC e a RM são mais sensíveis e são recomendadas se disponíveis, mas não devem atrasar o início do tratamento. Em doentes com diagnóstico clínico de IC, a TC deve ser realizada em menos de 25 minutos para excluir HI e com a escala ASPECT para avaliar a gravidade da IC (Escala 5), se for > 8 pontos deve ser considerada para TF. Uma escala ASPECT igual ou inferior a 7 pontos indica um enfarte extenso e a TF deve ser evitada. Assim como a presença de HI, hemorragias antigas ou outra alteração estrutural que explique os sintomas do paciente (PAI Brain Code, 2022). Achados tomográficos de mau prognóstico (sinais precoces de IC extensa e contraindicação de TF: 1. Sinal da ACM hiperdensa (A) 2. 3. Apagamento da ínsula. 4. Apagamento dos sulcos de mais de um terço do hemisfério cerebral (B). 5. Perda da diferenciação entre a substância cinzenta e a substância branca em mais de um terço do território da artéria cerebral média (B) (PAI Brain Code, 2022). Tratamento com terapia fibrinolítica (FFT) em doentes com enfarte cerebral. O fármaco aprovado e disponível no instituto para TF é o Alteplase. É importante ter em consideração o seguinte: 1. O tempo porta-agulha deve ser inferior a 60 minutos (cada minuto optimizado está relacionado com uma menor incapacidade residual). 2. Os resultados de estudos laboratoriais ou especiais não devem atrasar o início do tratamento. 3. Em doentes com antecedentes de tratamento com anticoagulantes orais, suspeita de trombocitopenia ou perturbação da coagulação, deve ser efectuada previamente uma biometria sanguínea para contagem de plaquetas ou tempos de coagulação, conforme apropriado. 4. Monitorizar atentamente durante a administração de TF, interromper imediatamente a infusão do fármaco e efetuar uma TAC urgente ao crânio se o doente tiver antecedentes de trombocitopenia. os seguintes sinais e sintomas de alerta graves: Reação anafiláctica. Dor de cabeça grave (severa). Aumento de 4 pontos na escala NIHSS. Deterioração do estado de alerta. O doente deve permanecer sob vigilância apertada durante as primeiras 24 horas do início da TF, monitorizando a PA de 15 em 15 minutos durante a primeira hora e depois de 30 em 30 minutos durante as 5 horas seguintes; posteriormente, a frequência é horária durante 24 horas. Em caso de PAS > 180 ou PAD > 105 mmHg, aumentar a frequência da monitorização e administrar anti-hipertensores parenterais. Em caso de hipotensão arterial, administrar vasopressores para manter a pressão de perfusão cerebral nos níveis-alvo. 6. 24 horas após a administração de TF, recomenda-se a realização de uma TAC craniana de fase simples antes da indicação de agentes antiplaquetários (PAI Brain Code, 2022). Os objectivos do tratamento adjuvante e do controlo devem centrar-se na restauração do fluxo sanguíneo cerebral e na minimização da zona de enfarte, pelo que as medidas primárias se baseiam na posição da cabeça a 30 graus durante as primeiras 48 horas, na manutenção de uma pressão de perfusão cerebral superior a 65 mmHg. O cérebro tem os seus próprios mecanismos de autorregulação com um limite de 60 a 180 mmHg, Manter a oxigenação com SpO2 > 94%, Manter os níveis de paCO2 entre 35 e 40 mmHg. Em caso de edema cerebral grave, manter entre 30 e 35 mmHg (apenas como medida intermédia, uma vez que o efeito dura alguns minutos), Gestão de fluidos com volume intravascular adequado utilizando uma solução isotónica como cloreto de sódio a 0.9% de cloreto de sódio a 30 ml/kg de peso corporal, com uma pressão venosa central alvo de 5 a 10 mmHg; evitar sobrecarga, Indicar antiepilépticos apenas se houver convulsões (não indicado como medida preventiva), Temperatura: meios físicos e paracetamol 500 a 1000 mg de 8 em 8 horas se > 37,5ºC, Glicemia a cada 2-4 horas: Tratar valores de glicemia > 180 mg/dl com insulina e corrigir hipoglicemia (< 50 mg/dl) com dextroseIntravenosa ou infusão de glicose 10-20%, Realizar intubação para ventilação mecânica se o doente apresentar compromisso respiratório ou Escala de Coma de Glasgow inferior a 8, Avaliação de disfagia e broncoaspiração, avaliar colocação de tubo antes da TF mas sem atrasar o tempo de administração, Prevenir o desenvolvimento de edema cerebral: evitar soluções hipo-osmolares, hipertermia, hipoxia, hipercapnia. Se o edema provocar uma deterioração neurológica, iniciar o tratamento com soluções de manitol ou hiperosmolares, Iniciar a dieta idealmente entre o 2º e o 4º dia, após teste de deglutição e avaliação nutricional, Evitar tanto quanto possível os medicamentos que deprimem o sistema nervoso central (neurolépticos, benzodiazepinas, barbitúricos), prevenção, prevenção, vigilância e tratamento precoce das infecções associadas aos cuidados de saúde, prevenção da trombose venosa com recurso a ligaduras elásticas e enoxaparina subcutânea, mobilização do doente de acordo com a condição clínica e escala de risco de úlceras de pressão, proteção gástrica com omeprazol, reabilitação física precoce se não houver contra-indicações (PAI Brain Code, 2022). O prognóstico de vida e a redução das sequelas neurológicas após um evento vascular cerebral podem ser melhorados com planos de cuidados abrangentes. A idade mais avançada, o sexo feminino, o nível de escolaridade mais baixo, a maior incapacidade, a ansiedade e a depressão estão associados a uma má qualidade de vida, e o facto de não se realizar um questionamento preciso e adequado terá um impacto na dependência funcional dos doentes que sofrem de um evento vascular cerebral (Orman et al, 2022).

METODOLOGIA

Este livro descreve como foi realizado um estudo observacional, descritivo, prospetivo e descritivo, incluindo todos os doentes que frequentaram o serviço de urgência entre outubro de 2023 e março de 2024, homens e mulheres com mais de 20 anos de idade. O tamanho da amostra foi de 30 pacientes, aos quais foram aplicadas as escalas NIHSS e pré-hospitalar de Cincinnati, para obtenção do escore de diagnóstico provável de ECV, posteriormente confirmado com tomografia computadorizada de crânio. Todos os doentes e familiares responsáveis aceitaram participar no estudo através de consentimento informado, tendo sido excluídos os que apresentavam outras patologias de origem neurológica. As variáveis estudadas foram: idade, sexo, tipos de ECV, comorbidades, tempo anterior ao estudo tomográfico e tempos no processo de atendimento, além do acompanhamento do paciente nos primeiros 7 dias após o evento. Foi aplicado um instrumento e seu conteúdo foi avaliado por um médico emergencista, um epidemiologista e um médico de família. A análise estatística foi realizada através do programa SPSS versão 25, onde foram obtidas frequências simples e absolutas, média e desvio padrão.

RESULTADOS

O tamanho total da amostra do estudo foi de 30 pacientes; a idade média foi de 66,17 ± 15,545 (28 - 91) anos. Em relação ao sexo, 19 (63,3%) eram do sexo masculino e 11 (36,7%) do sexo feminino. O tabagismo foi identificado como causa de risco cardiovascular em seis (20%) pacientes, o etilismo em três (10%) pacientes e o sedentarismo em 30 (100%) pacientes. Das comorbilidades associadas às DCV, a hipertensão arterial sistémica em 23 (76,7%) doentes foi a principal doença relacionada, seguida da diabetes mellitus tipo 2 em 18 (60%) doentes, da dislipidemia em 14 (46,7%) doentes, das cardiopatias em três (10%) doentes, das arritmias em dois (6,7%) doentes e dos antecedentes de DCV em seis (20%) doentes.

Tabela 1. Distribuição dos graus antropométricos de acordo com o IMC

Graus Percentagem de frequência

Insuficiente	1	3.3 %
Peso normal	12	40 %
Excesso de peso	9	30 %
Obesidade de grau I	4	13.3 %
Obesidade Grau ll	3	10 %
Obesidade de grau III	1	3.3%

Nos resultados obtidos para o IMC, a maior percentagem em relação ao peso foi o peso normal em 12 (40%) doentes, seguido do excesso de peso em nove (30%) doentes.

Figura 1. Escala de Cincinnati

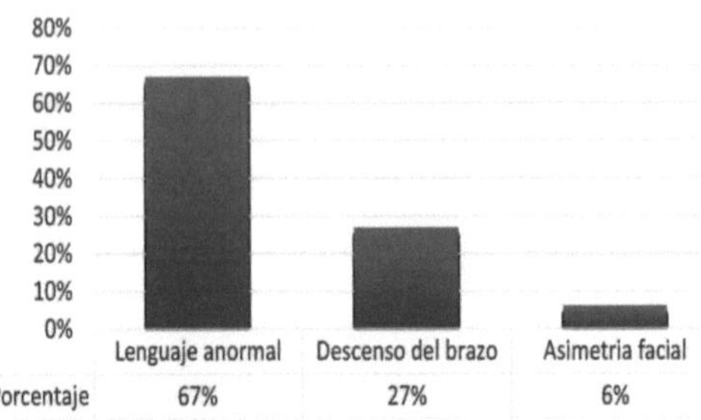

De acordo com a escala de Cincinnati, a probabilidade de ECV foi de 86% em 19 (63,3%) doentes, de 73-85% em oito (26,7%) e de 72% em dois (6,7%).

Tabela 2. Escala de avaliação neurológica NIHSS

NIHSS	Dia 1	Dia 2	Dia 3	Dia 4	Dia 5	Dia 6	Dia 7
Ligeiro	2	2	3	3	4	5	4
Ligeiro a moderado	9	8	5	7	8	9	9
Moderado a grave	14	15	18	17	13	9	9
Muito grave	5	5	3	2	2	2	2
Despesas	0	0	1	1	3	5	6

A escala NIHSS revelou que a SBS moderada a grave (11-20 pontos) ocorreu em 14 (46,7%) doentes, a SBS ligeira a moderada (5-10 pontos) em nove doentes e a SBS ligeira a moderada (5-10 pontos) em quatro doentes e a SBS ligeira a grave (5-10 pontos) em quatro doentes e a SBS ligeira a moderada (5-10 pontos) em quatro doentes. (30%) pacientes. O dia 3 foi determinado como o mais crítico, uma vez que se obteve um aumento na escala de avaliação neurológica, encontrando-se NIHSS moderado a grave em 18 (60%) doentes, com uma diminuição nos dias 6 e 7 com NIHSS moderado a grave em apenas nove (30%) doentes, e ligeiro a moderado em nove (30%) doentes. A TC simples do crânio permitiu o diagnóstico de AVC isquémico em 24 (80%) doentes, AVC hemorrágico em cinco (16,7%) doentes e isquémia cerebral transitória em um (3,3%) doente.

Figura 2. Escala de Tomografia Quantitativa ASPECT

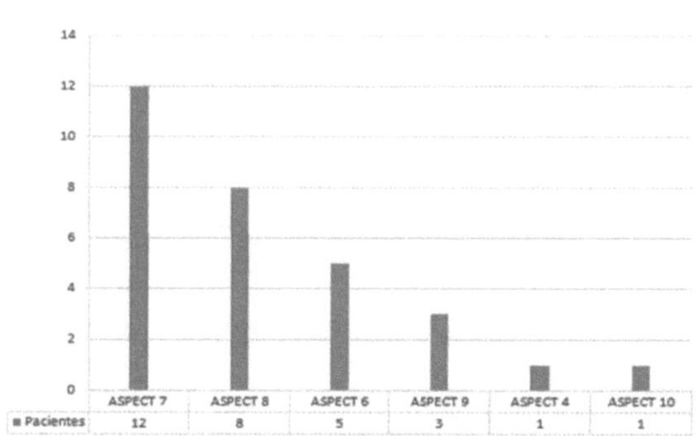

Ao aplicarmos a escala tomográfica ASPECT onde se avaliam as alterações isquémicas da circulação cerebral anterior verificamos que a pontuação mais frequente foi de 7 em 12 (40%) doentes, seguida da pontuação de 8 em oito (26,7%) doentes e da pontuação de 6 em quatro (16,7%) doentes. Quanto ao atendimento médico inicial no primeiro contacto, este foi realizado pelo médico de clínica geral com uma frequência de 15 (50%) doentes, seguido do médico de urgência em 13 (43,3%) doentes e do médico de família em dois (6,7%) doentes. Na avaliação por especialidades desde o atendimento inicial, pelo serviço de medicina interna, foi efectuada em 30 (100%) doentes, sendo a avaliação mais precoce às 3 horas num (3,3%) doente e a mais tardia às 96 horas num (3,3%) doente. A avaliação neurológica foi efectuada em cinco (16,7%) doentes, sendo a mais precoce às 15 horas num (3,3%) doente e a mais tardia às 48 horas num (3,3%) doente. Quatro (13,3%) doentes foram avaliados pela especialidade de neurocirurgia, sendo o atendimento precoce às 72 horas num (3,3%) doente e tardio às 120 horas num (3,3%) doente.

Em relação à congruência clínica/diagnóstica e terapêutica de acordo com o código PAI brain, os anti-hipertensores correspondentes não foram utilizados em 30 (100%) doentes. No entanto, foram utilizados outros tipos de anti-hipertensores em 12 doentes, sendo a utilização mais frequente a associação de ARA II mais antagonistas do cálcio em quatro (13,3%) doentes, como anti-hipertensores isolados os inibidores da ECA em quatro (13,3%) doentes, ARA II em três (10%) doentes e antagonistas do cálcio em um (3,3%) doente. A terapêutica antiplaquetária foi efectuada com AAS em 11 (36,7%) doentes e Clopidogrel em 16 (53,3%) doentes. Na terapêutica com estatinas, a Atorvastatina foi utilizada em 24 (80%) doentes. A adesão aos critérios do código PAI cerebral em todos os 30 (100%) doentes, nenhum deles aplicou o estipulado no algoritmo.

Tabela 3. Tempo de abordagem no serviço de urgência para doentes com TEV

	Código do cérebro	Tempo mínimo	Tempo máximo
Entrada imediata	0-5 minutos	22 minutos	96 horas
Avaliação médica e enfermagem	0-10 minutos	10 minutos	3 horas
Imagiologia	0-25 minutos	2 horas	192 horas

Em termos de tempo de chegada do doente ao serviço de urgência para os primeiros cuidados, o tempo médio foi de 21,10 ± 25,62 (0,22 - 96) horas. Avaliação médica e de enfermagem com tempo médio de 0,84± 0,78 (0,10 - 3) horas. A TC de crânio teve um tempo médio de 39,04± 41,01 (2 - 192) horas. De acordo com os tempos encontrados, a avaliação e administração da trombólise está fora da janela. Verificámos que 28 (93,3%) doentes apresentaram sequelas após a ECV, sendo a disartria a mais frequente em 27 (90%) doentes, a paralisia facial em 23 (76,7%) doentes, a hemiplegia em 18 (60%) doentes, a afasia de Broca em 14 (46.7%), hemiparesia em 12 (40%) doentes, disfagia em 8 (26,7%) doentes, espasticidade em 5 (16,7%) doentes, perda de equilíbrio em 5 (16,7%) doentes, convulsões em 3 (10%) doentes, afasia de Wernicke em 2 (6,7%) doentes, incontinência em 2 (6,7%) doentes e incontinência em 3 (10%) doentes. 2 (6,7%) doentes. No seguimento de 3 meses da evolução das sequelas, encontrámos 4 subgrupos de doentes após a CVE.

Figura 3. Subgrupos de pacientes após o ECC

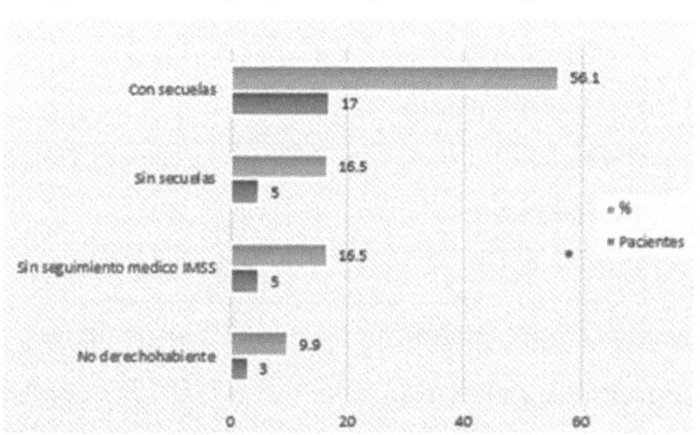

Cinco (16,5%) doentes não prosseguiram o tratamento e o acompanhamento no , por terem optado por continuar a gestão privada, enquanto outros doentes perderam o registo hospitalar durante o acompanhamento, três (9,9%).

Tabela 4. Percentagem de sequelas ocorridas nos 3 meses seguintes à SSB.

Doentes com sequelas %

Disartria	9	29.7
Dislalia	1	3.3
Disfagia	2	6.6
Afasia	5	16.5
Hemiplegia	9	29.7
Hemiparesia	1	3.3
Disfunção erétil	1	3.3
Incontinência urinária	1	3.3
Convulsões	2	6.6
Espasticidade	3	9.9
Paralisia facial	7	13.2

Em um dos subgrupos, representado por 17 (56,1%) pacientes, verificamos que a disartria e a hemiplegia persistiram em nove (29,7%) pacientes, enquanto a paralisia facial persistiu em sete (13,2%) pacientes. Além disso, há pacientes que permanecem com dependência funcional, sendo que o uso de bengala está representado em 2 (6,6%) pacientes, o apoio de cadeira de rodas em 3 (9,9%) pacientes e a incontinência urinária com uso de cateter de Foley em um (3,3%) paciente. Observámos também que há doentes que, apesar do tratamento pela medicina física e reabilitação em conjunto com a especialidade de medicina interna, não conseguiram reintegrar-se nas suas actividades diárias. Neste subgrupo de 17 pacientes, quatro (13,2%) pacientes solicitaram aposentadoria, dois (6,6%) retornaram ao trabalho, três (9,9%) pacientes ficaram temporariamente incapacitados, um (3,3%) paciente ficou desempregado e dois (6,6%) pacientes faleceram em três meses, apesar do acompanhamento médico.

DISCUSSÃO

A CVE é considerada uma emergência neurológica, em todo o mundo morrem anualmente cerca de 6 milhões de pessoas; é causada pela perda de equilíbrio entre o fornecimento e o consumo de oxigénio (Figueroa Casanova et al, 2022), 80% da sua etiologia é de origem isquémica, de causa trombótica, embólica ou hemodinâmica, provocando danos cerebrais, transitórios ou permanentes e generalizados ou focais (López Tapia et al., 2022).Num estudo realizado no HGZ 1 de Aguascalientes, Villagrana Gutiérrez e Machuca Loeza (2023) verificaram que 65,3 % dos pacientes com DCV são mulheres e 34,7 % são homens.7 O % corresponde aos homens, ao contrário do nosso estudo onde verificámos que o sexo de maior predisposição são os homens, mas noutro estudo da mesma universidade, agora no HGZ 2 Aguascalientes, Aguilar Soto e Ornelas Segovia (2023), também encontraram mulheres em 58%, Isto deve-se à disfunção endotelial desencadeada por uma cascata inflamatória de factores pró-trombóticos e à vasoconstrição após a menopausa, uma vez que o endotélio é sensível às propriedades vasodilatadoras dos estrogénios e, quando estes níveis diminuem ao longo do tempo, há rigidez arterial e doença aterosclerótica, aumentando o risco cardiovascular nas mulheres.De acordo com a Organização Mundial de Saúde, é a segunda principal causa de morte na população com mais de 60 anos, com uma prevalência mundial de 11% em pessoas com idades compreendidas entre os 55 e os 65 anos, aumentando para 22% entre os 65 e os 69 anos, 28% entre os 70 e os 74 anos, 32% entre os 75 e os 79 anos, 40% entre os 80 e os 85 anos e 43% com mais de 85 anos (González Piña e Landinez Martínez, 2016).Villagrana Gutiérrez e Machuca Loeza (2023), constataram que a idade média de apresentação nas mulheres é em torno de 63,80 anos e nos homens em torno de 63,80 anos. homens 62,87 anos, resultados que coincidem com o nosso estudo, pois a idade de apresentação mais frequente foi em torno da sexta década de vida. González Piña e Landinez Martínez (2016) em uma pesquisa de prevalência aplicada em pacientes com mais de 65 anos mostraram taxas que variam de 65 a 91 por 1 000 habitantes e seu ensaio clínico INTERSTROKE, observou que existem 10 fatores de risco vascular onde a hipertensão arterial, tabagismo, relação cintura-quadril, dieta não saudável, inatividade física, diabetes mellitus, consumo de álcool, stress psicossocial, patologia cardíaca e relação apolipoproteína B/A1 são responsáveis por aproximadamente 90% do risco total de casos de DCV. Figueroa Casanova et al. (2022), em seu estudo descritivo, encontraram a hipertensão arterial como 68,42%, seguida do tabagismo com 34,21% e em terceiro lugar a dislipidemia e a fibrilação atrial com 28,94%. No mesmo estudo, verificaram que nos Estados Unidos da América, a hipertensão arterial, o tabagismo e o alcoolismo foram encontrados como os principais factores de risco, o que coincide com os encontrados neste estudo, em que a hipertensão arterial foi o principal fator de risco.Todos os doentes que deram entrada no hospital onde foi realizado o presente estudo com provável ECV foram classificados na área de triagem, onde foi utilizada a escala pré-hospitalar de Cincinnati, sendo positiva em todos os doentes, corroborando que a fraqueza da face, dos braços e a dificuldade na fala podem ser avaliadas com elevada fiabilidade pelo próprio doente, família, equipa médica e enfermeiros. Ao utilizarmos a escala NIHSS, verificamos que a maior frequência de pontuações corresponde à ECC Moderada Grave, onde a maior deterioração neurológica ocorreu no terceiro dia, sendo que o primeiro doente abandonou o estudo por óbito; com base nos dados recolhidos, é importante salientar a vigilância e reavaliação às 72 horas, pois foi encontrada grande semelhança com outro estudo descritivo transversal, onde Ali Khan et al, (2022), incluíram 400 pacientes classificados para DCV pela avaliação do NIHSS, encontrando DCV moderada em 49% dos casos, grave em 29% e leve em 22%. Neste estudo, na literatura médica e noutros estudos realizados, foram observadas na tomografia craniana alterações de origem isquémica e não hemorrágica; em uma baixa porcentagem pode haver alteração neurológica sem gerar alterações estruturais no estudo de imagem, esses sintomas podem regredir em poucas horas após o evento, sem causar sequelas como no ataque isquêmico transitório, como relatou em um estudo retrospetivo realizado no Hospital da Universidade de Abuja, Kolade Yunusa et al, (2020), onde 148 pacientes tiveram achados tomográficos compatíveis com AVE isquêmico em 56.1%, 41,2% hemorrágico e 2,7% com achados normais; noutro estudo retrospetivo transversal, Edzie, et al, (2021), com 1 750 pacientes com AVE, onde 1 237 (70,7%) representam AVE de origem isquémica e 513 (29,3%) AVE de origem hemorrágica. Ao realizarmos a escala ASPECT durante a avaliação da tomografia craniana, encontramos maioritariamente um score de eliminação para a administração de tratamento fibrinolítico em concordância com um estudo de coorte retrospetivo, Almallouhi et al, (2021), que incluiu um total de 2 345 doentes que, ao aplicar a escala ASPECT, verificou que quanto maior o envolvimento de áreas cerebrais, maior a alteração neurológica e maiores as sequelas com elevado grau de dependência física, verificando que 2 132 doentes (90.9%) tinham ASPECT, e 213 doentes (9,1%) tinham ASPECT de 2-5. Especificamente no tempo de atendimento, de acordo com a chegada imediata de cada paciente; o tempo que decorre desde a chegada do paciente à sala de emergência até a administração do tratamento adequado (conhecido como tempo porta-agulha) é crucial para o manejo da ECV. No nosso estudo, nenhum dos doentes chegou no tempo indicado, pelo que é prioritário realizar acções de promoção da saúde no primeiro nível de cuidados, identificação e controlo dos factores de risco cardiovascular, deteção atempada de sinais e sintomas de DCV, com o objetivo de identificar precocemente o risco de DCV e que à chegada de um doente aos diferentes níveis de cuidados médicos, seja administrado tratamento com terapêutica fibrinolítica endovenosa em pelo menos 10% dos doentes com DCV; Uma vez implementado este protocolo de atendimento no Hospital General de Zona 32 em Minatitlán, Veracruz, conseguir-se-á gradualmente que 100% dos pacientes cumpram o estipulado no algoritmo do Código Cerebral PAI (2022). No serviço de urgência, os cuidados foram geralmente prestados pelo médico de clínica geral, onde se verificou que existe um atraso no reconhecimento de sintomas sugestivos de ECV, devido à elevada procura de pacientes que solicitam cuidados e ao pouco tempo atribuído a cada paciente; o médico de urgência dedica-se a pacientes hospitalizados com diagnósticos graves. Além disso, foi realizada uma breve avaliação da escala de Cincinnati e não foi aplicada a escala NIHSS; Num estudo observacional, descritivo, transversal, retrospetivo, retrospetivo do registo clínico eletrónico dos doentes com ECV no serviço de urgência, Aguilar Soto e Ornelas Segovia, (2023), analisaram o cumprimento das recomendações da abordagem médica aos doentes com ECV onde se observou uma diferença significativa na categoria de médico de urgência que aplicou ambas as escalas em comparação com a outra categoria em que se agrupam o médico de clínica geral, o médico de família e o internista. Ao analisarmos os tempos de atendimento médico e de enfermagem, verificámos que, de acordo com o tempo médio, há doentes que podem ficar fora da janela de tratamento, apenas por aguardarem atendimento, o que representa um maior risco de complicações, uma vez que a tomada de sinais vitais, a avaliação de uma via aérea permeável, a falta de acesso periférico são retardados para a estabilização hemodinâmica e respiratória, reflectindo-se num maior número de sequelas, que limitam ou dificultam a qualidade de vida do doente com lesão neurológica; Em um estudo não probabilístico por conveniência, Villagrana Gutiérrez e Machuca Loeza, (2023), também observaram que existem fatores que podem atrasar o tempo na administração do tratamento, como problemas técnicos, atraso nos resultados dos exames e avaliação incorreta pelo pessoal de emergência, encontrando semelhanças com o nosso estudo. Todos os pacientes foram submetidos à tomografia simples de crânio, porém, o tempo de realização do exame de imagem fez com que nossos pacientes não fossem candidatos ao tratamento fibrinolítico, pois não havia tomógrafo na unidade e foi necessário um tempo adicional de aproximadamente 30 minutos para transferir o paciente para outra unidade para a realização da tomografia. Portanto, o tempo e a falta de um tomógrafo na unidade foram os principais fatores relacionados à interrupção e à não adesão ao algoritmo. Aguilar Soto e Ornelas Segovia, (2023) confirmaram em seu estudo que foram necessários 45 minutos para realizar a tomografia computadorizada e 53 minutos para realizar a fibrinólise. Este facto difere dos primeiros 25 minutos a partir da admissão do doente no serviço de urgência estabelecidos no PAI Código cerebro, (2022), que também especifica que a terapia fibrinolítica deve ser analisada nos primeiros 20 minutos após a realização da fibrinólise. da TAC do crânio ou dentro de 3 a 4,5 horas após o início dos sintomas. No que diz respeito ao tratamento adjuvante do AVC, e especificamente em relação ao controlo e gestão da hipertensão arterial, verificou-se um atraso no tempo de início do tratamento farmacológico, para além de que, segundo o algoritmo do PAI, código cérebro, (2022) não são utilizados os fármacos de primeira escolha correspondentes à hidralazina, nitroprussiato e labetalol, Tanto o médico de família como os especialistas utilizavam outros fármacos anti-hipertensores para controlar a pressão arterial, e a terapêutica antiplaquetária dupla era utilizada numa percentagem baixa. Verificou-se também que houve uma discrepância significativa no tempo de avaliação das especialidades, o que poderá ter influenciado a evolução clínica de cada doente e a congruência clínica, diagnóstica e terapêutica. De acordo com o PAI Brain Code (2022), os doentes do presente estudo não se encontravam dentro da janela para a administração de trombólise, uma vez que existem vários factores que podem atrasar o tempo desde a admissão até à imagiologia, tal como foi constatado num hospital de

Arequipa, Peru, por Cueva Bustos e Pérez Corrales (2023), onde determinaram a relação entre o tempo de doença e o início do tratamento em doentes com ECV. Existem ainda outros factores que influenciam esta associação, como as infra-estruturas hospitalares e a acessibilidade à trombólise, o número de médicos no serviço de urgência e o pessoal de saúde com formação.

Num outro estudo observacional descritivo multicêntrico transversal, Figueroa Casanova et al, (2022), avaliaram os resultados clínicos do tratamento agudo com trombólise em doentes que apresentavam ECV isquémico em duas instituições. Em associação com o nosso estudo, no futuro, a modificação dos tempos do algoritmo poderia ser implementada no nosso hospital, tendo em conta os seus recursos infra-estruturais, e assim incluir um maior número de doentes candidatos a trombólise, com a certeza de que se obterá um resultado satisfatório na evolução clínica dos doentes. Verificámos que as sequelas apresentadas após a ECV são semelhantes a outros estudos que verificaram que o comprometimento da linguagem, a assimetria facial, a hemiplegia e a afasia eram sintomas comuns nesta população (Villagrana Gutiérrez e Machuca Loeza, 2023) daí a importância da vigilância e prevenção em todas as idades adultas uma vez que, de acordo com o grau de comprometimento neurológico, será a gravidade da ECV, estima-se que as mortes e incapacidades decorrentes desta doença mais do que duplicarão até 2030 (Figueroa Casanova et al., 2022). No acompanhamento da melhoria das sequelas, em dois dos subgrupos da amostra não foi possível corroborar a evolução clínica, pois houve um viés de perda de seguimento, nos restantes verificou-se a evolução clínica, à semelhança de um estudo de Figueroa Casanova et al. (2022), onde foi feita a revisão de notas de consulta de outras especialidades como medicina interna e cardiologia, no nosso caso verificou-se o acompanhamento com medicina interna, neurologia, neurocirurgia e medicina física e reabilitação. A dependência física e funcional encontra-se numa percentagem elevada no nosso estudo, no entanto, verificou-se que a evolução clínica do doente num período de 3 meses foi favorecida pelos efeitos da fisioterapia e reabilitação, pois esta tem um efeito neuromodulador sobre as vias nervosas, como referem Bardales Ayarza e Risco Glaston, (2023). Ao mesmo tempo, observamos que os pacientes com alta pontuação na escala NIHSS têm uma evolução torácica na alta hospitalar, mesmo com alto risco de morte, isso inclui pacientes que não receberam e que receberam tratamento com fibrinólise; Figueroa Casanova et al, (2022) relatam em seu estudo sobre o manejo do CVE isquêmico com terapia fibrinolítica, onde descobriram que pacientes com escala NIHSS na admissão tinham uma média de 17.63 pontos (DP 3,92; p= 0,008) nos pacientes que foram a óbito aos 90 dias, comparados aos que não foram a óbito que tiveram uma pontuação na admissão de 12,19 pontos (DP 4,97). Neste acompanhamento, corroboramos que as sequelas após a ECV podem limitar as funções e atividades de vida diária, afetando a qualidade de vida das pessoas; estudos que forneçam informações sobre os pacientes que realizaram trombólise e os que não realizaram forneceriam uma base sólida para a tomada de decisões sobre políticas de saúde que melhorem a eficácia e a segurança do manejo agudo da ECV.

CONCLUSÃO E RECOMENDAÇÃO

Neste estudo verificou-se que não existe adesão ao algoritmo PAI Brain Code, pois os doentes não são envolvidos na prevenção primária e no reconhecimento de sintomas sugestivos de ECV para se dirigirem de imediato ao serviço de urgência. Corrobora-se que o algoritmo PAI Brain Code não é cumprido, devido à infraestrutura, razões administrativas ou desconhecimento dos sintomas, o que influenciou significativamente neste estudo para que nenhum paciente estivesse na janela terapêutica para aplicação de terapia fibrinolítica, afetando diretamente a qualidade de vida dos pacientes devido à alta freqüência de seqüelas, afetando sua independência física; assim, o treinamento contínuo sobre este guia teria resultados satisfatórios para o pessoal envolvido no cuidado desses pacientes.

REFERÊNCIAS

Aguilar, E., Rodríguez, G., García, K., Garfias, C., Hernández, E., e Oropeza, N. (2022). Cuidados com o AVC agudo na Cidade do México: A fase hospitalar de um estudo de vigilância do AVC. Ciências do cérebro, 12, 1-10. **https://doi.org/10.3390/brainsci12070865**

Aguilar Soto, N. E. e Ornelas Segovia, R.O. (2023). Caracterização do cumprimento das diretrizes para diagnóstico e tratamento precoce da doença vascular cerebral isquêmica no segundo e terceiro nível de atendimento no departamento de emergência do Hospital General de Zona No. 2, OOAD Aguascalientes [Tese de especialidade, Universidad Autónoma de Aguascalientes].

http://hdl.handle.net/11317/2681

Ali Khan, M.S., Ahmad, S., Ghafoor, B., Haris Shah, M., Mumtaz, H., Ahmad, W., Banu, R., Ahmad, I., Iqbal, J., Muhammad Ismail Safi, M. e Khan, F. (2022). Avaliação hospitalar do resultado neurológico de pacientes com AVC agudo com base na National Institute of Health Stroke Scale (NIHSS). Anais de Medicina e Cirurgia, 82, 1-5.

https://doi.org/10.1016/j.amsu.2022.104770

Almallouhi, E., Al Kasab, S., Hubbard, Z., Bass, E. C., Porto,G., Alawieh, A., Chalhoub, R., Jabbour, P.M., Starke, R.M., Wolfe, S.Q., Arthur, A.S., Samaniego, E., Maier, I., Howard, B.M., Rai, A., Park, M.S., Mascitelli, J., Psychogios, M., De Leacy, R., ... Dumont, T., Levitt, M.R., Polifka, A., Osbun, J., Crosa, R., Tae Kim, J., Casagrande, W., Yoshimura, S., Matouk, C., T Kan, P., W Williamson, R., Gory, B., Mokin, M., Fragata, I., Zaidat, O., Yoo, AJ e Spiotta, AM (2021). Resultados da trombectomia mecânica para pacientes com acidente vascular cerebral que se apresentam com baixo programa de acidente vascular cerebral de Alberta no início Pontuação de tomografia computadorizada na janela inicial e estendida. JAMA Network Open, 4(12), 1-12.

https://doi.org/10.1001/jamanetworkopen.2021.37708

Bao, Z., Zhang, Z., Zhou, G., Zhang, A., Shao, A., e Zhou, F. (2022). Novos mecanismos e alvos terapêuticos para o AVC isquémico: Um foco na microbiota intestinal. Fronteiras em Neurociência Celular, 16, 871720. https://doi.org/10.3389/fncel.2022.871720

Bardales Ayarza, G. L. e Risco Glaston, D.E. (2023). Fatores de impacto da fisioterapia e reabilitação no atendimento a pacientes com sequelas de doença cerebrovascular em dois hospitais nacionais de Loreto ano 2022-2023. [Licenciatura em Tecnologia Médica. Especialidade: Fisioterapia e Reabilitação, Universidade Científica do Peru]. http://hdl.handle.net/20.500.14503/2614

Calero Moscoso, C. S. (2023). Diagnóstico e Tratamento da Doença Cerebrovascular Isquémica Aguda (Código AVC). CAMbios 22 (2), 1-17.

https://orcid.org/0000-0003-2070-0322

Choreño Parra, J.A., Carnalla Cortés, M. e Guadarrama Ortiz P. (2019). Medicina Interna de México. Isquemia cerebrovascular doença: extensa revisão da literatura para o médico de primeiro contacto. 35(1):61 - 79.

https://doi.org/10.24245/mim.v35i1.2212

Coronel, A., Andrés, P., Cabrera, C., Zamora, T. e Vargas, H. (2020). Trombólise intravenosa em acidente vascular cerebral isquêmico: Experiência em um hospital de Popayán, Cauca. Ata Neurol Colomb, 36(1), 11-17. https://doi.org/10.22379/24224022272.

Cueva Bustos, A. S. e Pérez Corrales, M.A. (2023). Relación entre el tiempo de enfermedad e inicio de tratamiento en pacientes con accidente cerebrovascular isquémico, en el Hospital Nacional Carlos Alberto Seguín Escobedo de Arequipa, enero a diciembre del 2022. [Tese de licenciatura em Medicina, Universidad Católica de Santa María].

https://repositorio.ucsm.edu.pe/handle/20.500.12920/12559

Czap, A. L. e Sheth, S. A. (2021). Visão geral das modalidades de imagem no AVC. Neurology, 97(20 Suppl 2), S42-S51. https://doi.org/10.1212/WNL.0000000000012794

Edzie, E. K., Dzefi Tettey, K., Gorleku, P., Tutu Amankwa, A., Idun, E., Brakohiapa, E. K., Cudjoe, O., Quarshie, F., Edzie, R. A. e Asemah, A. R. (2021). Avaliação das localizações anatómicas de eventos de AVC a partir de exames de tomografia computadorizada numa instalação terciária no Gana. Cureus, 13(3),1-13.

https://doi.org/10.7759/cureus.14097

Fernandes, L., Santos, D., Santos, M. e Rocha, N. P. (2022). Como melhorar os sistemas de informação de emergência para otimizar o atendimento do AVC agudo. Procedia Computer Science, 196, 606-614. https://doi.org/10.1016/j.procs.2021.12.055

Figueroa Casanova, R., Patiño Rodríguez, H.M., Téllez Villa, J.A., Torrado Varón, M.A., Figueroa Legarda, J.S. e Saavedra Henao, J.D. (2022). Experiência no manejo do AVC isquêmico em dois centros de nível terciário na cidade de Ibagué (Colômbia) entre 2019 e junho de 2020. Ata Neurológica Colombiana, 38 (1), 12-22.

https://doi.org/10.22379/24224022396

García González, A.C., Ángeles Velásquez, J., Díaz Greene, E.J. e Rodríguez Weber, FL (2022). Fatores de mau prognóstico associados à doença vascular cerebral: estudo retrospetivo no Hospital Angeles Pedregal. Ata Médica Grupo Ángeles, 20(2), 157-162.

https://doi.org/10.35366/104277

González Piña, R. e Landinez Martínez, D. (2016). Epidemiologia, etiologia e classificação da doença vascular cerebral. Archivos de Medicina, 16 (2), 495-507.

https://doi.org/10.30554/archmed.16.2.1726.2016

Hans, D. e Graeme, H. (2020). Prevenção primária e secundária de AVC isquémico e hemorragia cerebral. JACC focus seminar, 75(15), 1804- 1818. https://doi.org/10.1016/j.jacc.2019.12.072

Jurcau, A., & Simion, A. (2021). Neuroinflamação na isquemia cerebral e lesões de isquemia / reperfusão: Da fisiopatologia às estratégias terapêuticas. Revista Internacional de Ciências Moleculares, 23(1), 14. https://doi.org/10.3390/ijms23010014

Instituto Mexicano de Segurança Social, com base no artigo 83.º da Lei da Segurança Social do México.

L.L.F.D.A. em relação ao artigo 46 do R.L.F.D.A. (12 de janeiro de 2022). Protocolos de cuidados globais - Doenças cardiovasculares - Código do cérebro. www.imss.gob.mx/sites/all/statics/profesionalesSalud/investigacionSal ud/historical/programs/05-pai-codigo-cerebrohttps://.pdf

Kolade Yunusa H. O., Adamu Yaro I. e Yusuf, L. (2020). Imagem de tomografia computadorizada craniana de pacientes com acidente vascular cerebral em uma instalação terciária. Jornal de Radiologia da África Ocidental, 27 (1), 46-51.

https://doi.org/10.4103/wajr.wajr_2_19

López Tapia, J.D., Sandoval Mussi, A.Y., Cuéllar Rodríguez, E., Umaña Ramírez, M.V., García, D.E., Montes, M., Laica Sailema, N.R., López Terán,

G.P., Grajales, D., Uribe Moya, S.E., Irrizarri, Y., Sánchez Arreola, L. D., Sandoval Mosqueda, L.E., Saavedra Uribe, J. e Obregón Mendoza, M.G. (2022). Consenso latino-americano de evento vascular cerebral de a Federação Latino-Americana de Medicina de Emergência (FLAME). Journal of Education and Research in Emergencies, 4(3), 213-247. https://doi.org/10.24875/reie.22000083

Man, J., Sol, D. e Kim, M. (2021). Transformação hemorrágica após acidente vascular cerebral isquêmico: Mecanismos e gestão. Front Neurol, 12, 1-12. https://doi.org/10.3389/fneur.2021.703258

Mohamed, G. A., Marmarchi, F., Fonkeu, Y., Alshaer, Q., Rangaraju, S., Carr, M., Jones, A., Peczka, M., Contreras, I., Bahdsalvi, L., Brasher, C., e Nahab, F. (2022). Implementação da escala de AVC pré-hospitalar de Cincinnati de um protocolo de triagem de AVC com base na gravidade do condado urbano: Impacto e resultados em um centro abrangente de AVC. Journal of stroke and cerebrovascular diseases, 31 (8), 1-6. https://doi.org/10.1016/j.jstrokecerebrovasdis.2022.106575

Nogles T. e Galuska M. 2022. Acidente vascular cerebral da artéria cerebral média.statpearls. 1-11. https://europepmc.org/books/n/statpearls/article-25121/?extid=29262225&src=med

Phipps, M. S e Cronin, C. A (2020). Gestão do AVC isquémico agudo The BMJ, 1- 21. https://doi.org/10.1136/bmj.l6983

Pineda Sanabria, J. P. e Tolosa Cubillos, J. M. (2022). Acidente vascular cerebral isquémico da artéria cerebral média. Revista Repertorio De Medicina Y Cirugía, 31(1), 20-32. https://doi.org/10.31260/RepertMedCir.01217372.1104

Rais, K., Mansour, A. e Ulvi, B. (2022). MicroRNA: Uma estratégia emergente de previsão, diagnóstico, prognóstico e terapêutica no AVC isquémico. Cell Mol Neurobiol, 42(5), 1301-1319.
https://doi.org/10.1007/s10571-020-01028-5

Romero, I., Guzman, A. e Islas, F. (2018). Trombólise bem-sucedida em doença cerebrovascular: um relato de caso. Rev Sanid Milit Mex, 72(5-6), 359-362.
www.scielo.org.mx/pdf/rsm/v72n5-6/0301-696X-rsm-72-5-6-359.pdf

https://Saini, V., Guada, L. e Yavagal, D. R. (2021). Epidemiologia global do AVC. e acesso a intervenções de AVC isquémico agudo. Neurology, 97(20 Suppl 2), S6-S16.
https://doi.org/10.1212/WNL.0000000000012781

Solorio, J., Saldana, M., Lytras, M., Moreno, M. e Yáñez, C. (2021). Classificação de hemorragia cerebral em imagens de tomografia computadorizada usando aprendizado de máquina minimalista. Diagnósticos, 11, 1-37.

Teleb, M. S., Ver Hage, A., Carter, J., Jayaraman, M. V. e McTaggart, R. A. (2017). Avaliação da visão do AVC, afasia, negligência (VAN) - uma nova ferramenta emergente de triagem de oclusão de grandes vasos: estudo piloto e comparação com os índices de gravidade clínica atuais. Jornal de Cirurgia Neurointervencionista, 9(2), 122-126.
https://doi.org/10.1136/neurintsurg-2015-012131

Tuna, M. A. e Rothwell, P. P. (2021). Diagnóstico de ataques isquêmicos transitórios não consensuais com sintomas focais, negativos e não progressivos: validação de base populacional por investigação e prognóstico. Lancet, 397 (10277), 902-912.
https://doi.org/10.1016/s0140-6736(20)31961-9

Villagrana Gutiérrez, G. L. e Machuca Loeza, M.L. (2023). Tempo de porta de agulha em pacientes com evento vascular cerebral isquêmico com mais de

20 anos de atendimento no serviço de urgência de adultos do HGZ 1, Aguascalientes [Tese de especialidade, Universidade Autónoma de Aguascalientes].

http://hdl.handle.net/11317/2705

Xu, J., Zhang, Y. e Nie, G. (2021). Nanomedicinas antitrombóticas inteligentes: Progress, opportunities, and challenges. View (Pequim, China), 2(2), 20200145.

https://doi.org/10.1002/viw.20200145

BIOGRAFIA DO AUTOR

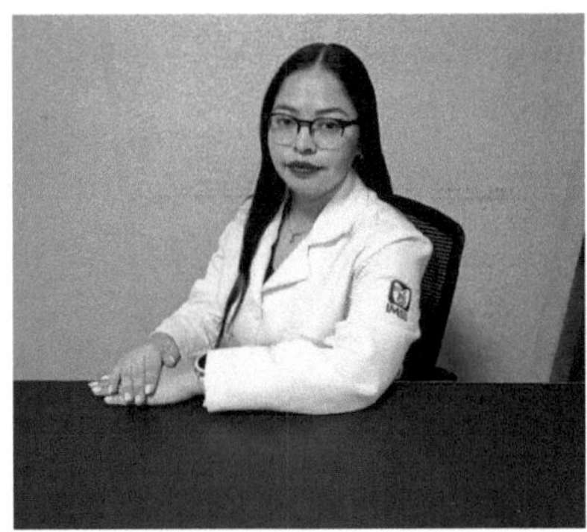

Nascido em 08 de novembro de 1986. Natural e residente da cidade de Acayucan, Veracruz. Licenciado em Medicina pela Universidade Autónoma de Veracruz Villa Rica, campus de Veracruz; especialista em Medicina Familiar no Hospital General de Zona N° 32 Minatitlán do Instituto Mexicano del Seguro Social.

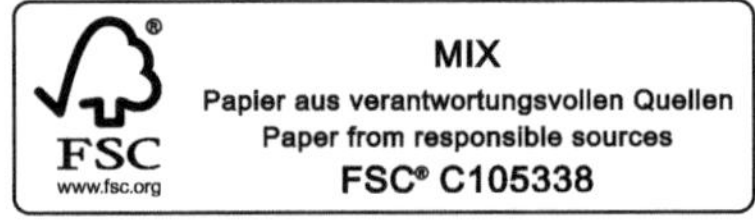

Printed by Books on Demand GmbH, Norderstedt / Germany